HYGIÈNE PUBLIQUE. — ARTS ET PRODUITS INSALUBRES.

INFLUENCE

QUE PEUVENT AVOIR SUR LA SANTÉ PUBLIQUE

LES

AGGLOMÉRÉS DE HOUILLE

PRÉPARÉS AU MOYEN DU GOUDRON

OBTENU PENDANT LA FABRICATION DU GAZ DE L'ÉCLAIRAGE.

EXAMEN DE DIVERS PROCÉDÉS PROPOSÉS

POUR REMPLACER LE GOUDRON DANS CETTE AGGLOMÉRATION,

PAR

HENRI LESPIAU, D. M. P.,

Chevalier de la Légion d'honneur;
membre correspondant de la Société de médecine et de chirurgie pratiques
de Montpellier, de la Société de médecine de Bordeaux,
de la Société agricole, scientifique et littéraire des Pyrénées-Orientales,
de la Société impériale de médecine de Constantinople;
médecin major dans l'armée.

PARIS,

J.-B. BAILLIÈRE ET FILS,

LIBRAIRES DE L'ACADÉMIE IMPÉRIALE DE MÉDECINE,

Rue Hautefeuille, 19.

Londres, Hipp. BAILLIÈRE, 219, Regent street.
New-York, Hipp. et Ch. BAILLIÈRE frères, 440, Broadway.

MADRID, C. BAILLY-BAILLIÈRE, CALLE DEL PRINCIPE, 11.

1859

EXTRAIT

DES

ANNALES D'HYGIÈNE PUBLIQUE ET DE MÉDECINE LÉGALE,

2e SÉRIE, 1859, T. XII.

Journal rédigé par : MM. Adelon, Andral, Boudin, Brierre de Boismont, Chevallier, Devergie, Gaultier de Claubry, Guérard, Lassaigne, Michel Lévy, Mêlier, P. de Pietra-Santa, Ambr. Tardieu, Trébuchet, Vernois, Villermé.

Publié depuis 1829, tous les trois mois, par cahiers de 250 pages avec planches.

PRIX DE L'ABONNEMENT :

Pour Paris : 18 fr. par an. — Pour les départements (*franco*) : 21 fr.

On s'abonne à Paris, chez J.-B. BAILLIÈRE et FILS, 19, rue Hautefeuille.

PARIS. — Imprimerie de L. MARTINET, rue Mignon, 2.

INFLUENCE

QUE PEUVENT AVOIR SUR LA SANTÉ PUBLIQUE

LES

AGGLOMÉRÉS DE HOUILLE

PRÉPARÉS AU MOYEN DU GOUDRON

OBTENU PENDANT LA FABRICATION DU GAZ DE L'ÉCLAIRAGE.

PREMIÈRE PARTIE.

L'instinct de la conservation est en effet le mobile des sociétés, comme il dirige les actes de la vie individuelle.

(MICHEL LÉVY, *Traité d'hygiène publique et privée.*)

Les intérêts matériels et moraux du peuple sont l'objet de la sollicitude des gouvernements de notre époque. Toutes les industries sont soumises au jugement des conseils d'hygiène, et l'étude des arts insalubres a fait des progrès immenses dans ces dernières années. Les sources de méphitisme sont éloignées autant que possible des centres de population, et le rôle du législateur s'éclairant des conseils du médecin devient un ministère sacré lorsque les règlements proclament ce principe : « S'efforcer d'éloigner les causes de maladie et rechercher toutes les améliorations possibles dans l'intérêt de la santé publique. »

L'industrie, symbole de la civilisation qui nous environne, est heureuse d'avoir la sanction de l'hygiène pour les établissements qu'elle fonde et pour les produits qu'elle livre à la circulation. Lorsque l'industriel oublie de consulter les règles de la santé publique dans l'établissement d'une manufacture, le magistrat, armé de la loi, lui impose de se soumettre aux règlements en vigueur. Les produits de l'industrie sont livrés au commerce, mais s'il est démontré que ces produits sont contraires à la santé des masses, une prohibition est immédiatement prononcée et l'amende punit la contravention.

L'industrie peut livrer de bonne foi à la circulation des produits qui pourraient, par un usage répandu, être la cause de malaises et de maladies sérieuses. Le médecin qui reconnaît le danger se hâte d'avertir les industriels, et ceux-ci sont toujours heureux de modifier un produit nuisible à la santé publique.

Des passagers à bord de certains bateaux à vapeur s'étaient plaints d'avoir éprouvé pendant la traversée un malaise très grand, occasionné par la mauvaise odeur des combustibles. Nous avons cru de notre devoir de rechercher la cause de ces plaintes et d'en apprécier la valeur.

Cette étude intéresse tous les peuples, aucune barrière n'existe pour les règles de l'hygiène publique. Ces règles existent dans deux camps ennemis dont les soldats appartiennent à des peuples avancés en civilisation, alors que la rigueur des événements met en présence ces masses de guerriers. Dans les temps de paix, l'hygiène publique doit sauvegarder les intérêts des nombreux voyageurs que les relations amicales ou commerciales attirent dans toutes les contrées du monde.

Le séjour dans un des ports de la marine marchande facilitait les recherches qui font le sujet de notre étude, dont l'utilité s'étend des passagers des bateaux à vapeur aux ouvriers des usines où l'on se servirait d'un combustible nuisible à la santé.

L'exploitation des mines de houille regrettait de ne pouvoir pas utiliser les nombreux poussiers qu'elle rencontre. Cette énorme quantité de houille pulvérulente ou en fragments très petits ne peut s'employer que dans les petites industries.

Les grands fourneaux réclament un charbon à gros fragments, permettant le passage de l'air à travers la masse en combustion ; en effet, le poussier s'agglutinant en masse compacte, obstrue bientôt les grilles des fourneaux et la combustion souffre du défaut d'aération.

Les propriétaires des mines de houille attendaient depuis longtemps un procédé donnant au poussier une forme propre à être employée dans les fourneaux des grandes industries.

La distillation de la houille indiquait l'élément agglomérant de ce combustible minéral. Le goudron qui se dépose pendant la préparation du gaz de l'éclairage, est un corps agglomérant par excellence, et l'industrie s'empara du moyen employé par la nature dans l'agglutination des masses charbonneuses qui se trouvent sous le sol.

L'art peut imiter la nature, mais non la remplacer. Les matières goudronneuses employées dans la préparation des agglomérés de houille y sont en proportion plus grande que le goudron trouvé dans la houille naturelle. Le goudron employé dans cette industrie, provenant des produits de la distillation de la houille pendant la fabrication du gaz éclairant, a reçu du contact des produits de cette distillation des propriétés nuisibles à la santé publique.

Le goudron se trouvant en grande quantité dans les agglomérés de houille, donne par lui-même, pendant la combustion de ces agglomérés, une grande quantité de vapeurs irritantes, nuisibles à la santé.

La préparation et l'emploi de ces agglomérés comme combustible, rentrent donc dans la catégorie des arts et des produits insalubres.

La première partie de ce mémoire est divisée en quatre paragraphes :

1° Description rapide de la préparation des agglomérés de houille ;

2° Recherche des produits insalubres dégagés pendant la fabrication et la combustion de ce produit ;

3° Inconvénients et accidents attribués à la préparation et à l'emploi de ces agglomérés ;

4° Résumé et conclusion.

§ I. — Description rapide de la préparation des agglomérés de houille au moyen du goudron obtenu pendant la fabrication du gaz éclairant.

La première application de l'agglomération de la houille au moyen du goudron obtenu pendant la fabrication du gaz de l'éclairage, remonte à quinze années environ. Ce procédé a d'abord été employé en Angleterre. Le brevet d'invention de cette industrie est expiré et les propriétaires de la fabrique donnent, dit-on, une indemnité annuelle à l'inventeur (homme très intelligent), pour qu'il ne cherche pas un autre moyen d'agglomérer le poussier.

M. Marshal s'est occupé de cette question, en Belgique, il y a dix années environ, et il a monté une grande fabrique à Newcastle. Cette industrie a donné de bons résultats pécuniaires pendant les premières années ; mais comme la main-d'œuvre était très chère, les propriétaires ont cherché à agir par des moyens mécaniques. Les machines ont coûté fort cher et l'usine ne prospère plus à cause des fonds énormes de première mise.

Plusieurs villes en France, Marseille en particulier, possèdent des fabriques du même produit.

L'agglomération du charbon de terre menu se fait au moyen, soit du goudron obtenu pendant la fabrication du gaz éclairant, soit du *brai gras* ou *goudron épais* qui est le résidu de la distillation du goudron. La fabrication donne à cette agglomération la forme de briques, et le produit prend le nom de *briquettes*. Dans certaines fabriques ces agglomérés ont la forme de boudins.

Agglomération au moyen du goudron, agglomération au moyen du *brai gras* ou *goudron épais*, voilà deux modes différents pour la préparation.

Agglomération au moyen du goudron. — On mélange le charbon de terre menu ou poussier avec dix ou douze pour cent de son poids de goudron. Cette opération se fait à froid dans une grande cuve appelée *mélangeur*.

L'aggloméré est porté dans des moules où on lui fait subir à froid une grande compression et où il prend la forme de briquettes ou de boudins. Cette opération se fait dans le *compresseur*.

Portées dans une étuve (*le séchoir*) les agglomérés y sont soumis à l'action de la chaleur. Le goudron qui avait été employé à l'état liquide passe à l'état de goudron épais, et la cohésion est grande entre toutes les parties de la masse charbonneuse.

Le goudron perd dans cette opération les corps gazeux, produit de la distillation de la houille qui étaient interposés dans sa masse, et quelques-uns des principes volatils qui le composent. Une odeur détestable se dégage de ces étuves pendant l'opération, et les ouvriers sont obligés d'attendre que ces vapeurs infectes se soient dégagées dans l'atmosphère pour enlever les agglomérés des étuves.

Agglomération au moyen du goudron épais. — Dans les centres manufacturiers où l'industrie emploie toutes les substances qui peuvent alimenter son génie, le goudron obtenu dans les fabriques à gaz éclairant est distillé à des températures diverses pour la préparation de plusieurs produits. Le résidu de la distillation du goudron, le brai gras, est employé à la préparation des agglomérés.

Le goudron épais ou brai gras ne se prêtant pas à froid à une agglomération facile avec le poussier, est ramolli par la chaleur et l'opération du mélange se fait à chaud dans le mélangeur, dans la proportion de dix à douze de brai gras pour cent de poussier.

L'aggloméré est placé ensuite dans le compresseur. L'action de l'étuve n'est pas nécessaire, parce que le brai gras redevient compacte aussitôt que l'aggloméré est refroidi.

Les agglomérés préparés au moyen du goudron liquide sont plus répandus dans la circulation que les agglomérés préparés au moyen du goudron épais ou brai gras.

M. Malagutti présente dans ses leçons de chimie publiées en 1853, la quantité moyenne des divers produits fournis par un poids donné d'une bonne houille de Mons.

Poids de la houille, 1200 kilogrammes.

Gaz	270	mètres cubes.
Coke.	20	hectolitres.
Coke menu.	1,2	hectolitre.
Eaux ammoniacales.	100	littres.
Sulfate d'ammoniaque	7,2	kilogrammes.
Goudron.	68	kilogrammes.

Ce qui indique que 1200 kilogrammes de houille donnent 68 kilogrammes de goudron ou 5,66 pour cent.

La houille contient la quantité de goudron nécessaire à l'agglomération de parties charbonneuses, mais dans l'imitation de la nature, l'industrie est obligée, pour arriver à l'agglomération de la houille, d'employer dix à douze pour cent de goudron, plus des 5,66 pour cent existant déjà dans la houille, ce qui donne un résultat de quinze à dix-sept pour cent de goudron, quantité triple de celle qui existe en quantité moyenne dans une bonne houille.

Ce chiffre de quinze à dix-sept pour cent de goudron, dans l'agglomération au moyen du goudron liquide, est de beaucoup dépassé dans l'agglomération au moyen du goudron épais ou brai gras. On emploie, en effet, dix à douze pour cent de brai gras ou goudron épais pour l'agglomération ; mais le goudron épais n'est obtenu que par la condensation du goudron liquide, et dix à douze pour cent de goudron épais représentent dans les agglomérés une quantité très considérable de goudron liquide.

§ II. — Recherches des corps insalubres dégagés pendant la préparation et la combustion des agglomérés de houille.

Cette recherche se divise naturellement en deux parties :

1° Recherches chimiques, étudiant la composition de tous les produits qui se dégagent pendant la préparation des agglomérés et pendant leur combustion ;

2° Recherches médicales, s'occupant de ceux de ces produits qui sont nuisibles à la santé et des accidents qu'ils peuvent occasionner.

1° *Recherches chimiques.* — Le goudron dont on se sert pour fabriquer les agglomérés de houille étant un des résidus de la fabrication du gaz de l'éclairage, il est utile de rechercher les corps qui servent à la fabrication de ce gaz.

L'historique du gaz de l'éclairage est indiqué dans le *Cours des sciences physiques* de M. Bouchardat, publié en 1845. « L'idée d'éclairer par le gaz hydrogène bicarboné appartient à Philippe Lebon, ingénieur français. Dans les premiers appareils, Lebon distillait du bois pour en recueillir le gaz, le goudron, l'acide pyroligneux ; mais son mémoire, publié en 1801, annonçait la possibilité de distiller toutes les substances grasses. A la mort de Lebon, que l'indifférence de ses concitoyens avait vivement affecté et qui s'était ruiné dans ses essais, personne en France ne continua ses recherches ; mais les Anglais surent habilement s'emparer de ses idées et les mettre en pratique. En 1805, plusieurs fabriques de Birmingham et entre autres les ateliers du célèbre Watt, furent éclairées par le gaz, par les soins de Windsor et Murdoch; mais ce n'est qu'en 1810 qu'on établit à Londres la première usine pour l'éclairage public. C'est seulement en 1818 que ce mode d'éclairage fut introduit en France. »

On obtient, dans les laboratoires de chimie, l'hydrogène bicarboné, en chauffant dans une cornue quatre parties d'acide sulfurique concentré et une partie d'alcool. Peu à peu le gaz se dégage et on le reçoit dans des vases sur le mercure. Ce gaz est accompagné d'acide sulfureux et d'acide carbonique qui se produisent toujours ; mais en l'agitant avec un peu de potasse caustique on l'obtient pur.

Le gaz préparé de cette manière ne pourrait pas être employé à l'éclairage à cause des frais énormes que sa fabrication entraînerait ; aussi le commerce s'est-il occupé de toutes les substances dont la décomposition peut donner du gaz hydrogène bicarboné plus ou moins mélangé d'autres gaz dont la présence est souvent nuisible à la santé publique et dont la recherche a occupé M. le docteur Bertulus dans un mémoire publié à Marseille en 1853.

Distillation de la houille, décomposition en vases clos de la résine et des matières grasses : telles sont les sources où l'industrie puise le gaz qui sert à l'éclairage.

Le goudron employé à la préparation des agglomérés a-t-il des propriétés diverses suivant que le gaz a été fabriqué au moyen de la houille, de la résine ou des matières grasses ?

La réponse à cette question se trouve dans les produits de la décomposition respective de ces différentes substances.

La distillation de la houille donne pour résidu le coke, tandis qu'il se dégage les composés suivants :

Hydrogène protocarboné, hydrogène bicarboné, oxyde de carbone, acide carbonique, vapeurs de carbures d'hydrogène, eaux chargées de gaz ammoniacal, sels ammoniacaux, goudron, acide sulfurique, acide sulfo-carbonique (sulfure de carbone).

Les produits de la distillation de la résine ou du bois se composent des principes suivants :

Hydrogène protocarboné, hydrogène bicarboné, hydrogène, acide carbonique, carbures volatils, goudron.

Les matières grasses soumises à la distillation donnent des produits qui varient suivant la température et l'époque de l'opération. Ces produits sont les suivants :

Eau, hydrogène protocarboné, hydrogène bicarboné, oxyde de carbone, acide carbonique, acide acétique, acide margarique, acide oléique, acide sébacique, goudron.

Le résidu est un charbon spongieux facile à incinérer.

La décomposition des matières grasses donne très peu de goudron, M. Bouchardat fait remarquer, lorsqu'il explique la fabrication du gaz éclairant au moyen des eaux de savon, que le goudron qui se dépose dans cette préparation est très utile pour la liquéfaction des matières grasses souvent très épaisses et pour l'introduction plus facile de ces matières dans les cornues où s'opère la décomposition, chaque jour fournit une quantité de goudron pouvant liquéfier la graisse du lendemain.

La distillation de la résine du bois dépose un goudron presque pur, qui n'acquiert pas au contact des produits de la distillation des principes nuisibles à la santé publique. Cette circonstance donne à ce goudron une valeur plus grande qui l'éloigne des fabriques d'agglomérés de houille. L'usage de la résine pour la fabrication du gaz éclairant n'est, du reste, pas très répandu.

Les contrées où l'on prépare les agglomérés de houille au moyen du goudron obtenu pendant la fabrication du gaz éclairant sont ordinairement celles où la houille se trouve en abondance et par conséquent où ce charbon de terre sert à la fabrication du gaz éclairant.

La question se réduit à l'étude des agglomérés préparés au moyen du goudron obtenu pendant la fabrication du gaz éclairant provenant de la distillation de la houille. Ce goudron est désigné dans le commerce sous le nom de goudron minéral.

Outre ce goudron, il se forme du gaz pendant la décomposition de la houille par la chaleur. La troisième opération de la préparation des agglomérés au moyen du goudron minéral (l'*étuve*) enlève au goudron une grande partie de ces gaz, qui se dégagent dans l'atmosphère de la fabrique et se répandent aux environs.

Ces gaz sont-ils nuisibles à la santé? Telle est la question à étudier.

Avant d'aborder cette recherche, il était utile de démontrer la présence de ces gaz dans le goudron minéral.

M. A. Milluis aîné, chimiste, essayeur de la banque, ayant eu l'obligeance de mettre son laboratoire à notre disposition, nous avons fait, le 29 mars 1859, des expériences dont voici le résultat :

Le goudron recueilli dans l'usine à gaz ne présente à froid aucune odeur qui indique la présence des gaz qui se dégagent pendant la distillation de la houille. Il a l'odeur qui le caractérise.

Nous en avons introduit une certaine proportion dans une cornue de verre terminée par un tube de verre effilé. Sous l'influence de la chaleur ménagée de manière à éviter la boursouflure que le goudron éprouve par une température élevée, il se dégage d'abord une forte odeur d'œufs pourris. Une pièce d'argent placée à l'extrémité de ce tube est noircie; un fragment de sulfate de plomb placé devant l'ouverture effilée noircit aussi. Ces réactions indiquent la présence de l'*acide sulfhydrique*.

Une odeur vive et piquante d'ammoniaque se dégage de l'extrémité du tube. Un papier tournesol rougi par les vapeurs d'acide chlorhydrique placé devant ce tube est ramené à la couleur bleue; une baguette de verre trempée dans l'acide chlorhydrique, placée à l'ouverture effilée du tube, répand d'épaisses vapeurs blanches.

Ces réactions indiquent la présence de l'*ammoniaque* dans le goudron.

Des vapeurs blanches s'étaient condensées au coude de la cornue; un courant gazeux était sensible venant de l'intérieur de la cornue; la flamme d'une allumette placée devant l'ouverture effilée du tube de verre a mis le feu au gaz qui se dégageait et une belle flamme nous a indiqué la présence d'un gaz éclairant. La flamme de ce gaz laisse déposer une suie noirâtre, ce qui indique que ce gaz est de l'hydrogène carboné.

Une capsule de porcelaine dans laquelle on a mis du goudron minéral a été exposée à la chaleur du fourneau. Des vapeurs sulfhydriques et ammoniacales se sont dégagées d'abord; puis elles ont été suivies de vapeurs à odeur pénétrante dont l'introduction dans les fosses nasales et le pharynx déterminait de vifs picotements et de la céphalalgie. Ces vapeurs sont d'autant plus marquées que l'opération est plus avancée, et se dégagent alors même que le goudron réduit au point de se condenser en se refroidissant acquiert la consistance du goudron épais ou brai gras.

Les vapeurs âcres qui se dégagent pendant cette opération ne sont pas dues à ce que le goudron a été obtenu pendant la distillation de la houille. Le goudron obtenu des arbres qui ont fourni de la térébenthine (goudron végétal), soumis à l'action de la chaleur, dégage aussi ces vapeurs dont beaucoup se condensent par le refoidissement. La production de ces vapeurs appartient donc au goudron, quel que soit le produit qui l'ait fourni.

La distillation du goudron donne des huiles de différente nature dont le point d'ébullition est de plus en plus élevé. Suivant les expériences de M. Hoffmann, les produits qui distillent entre + 80° et + 300°, se composent de carbure d'hydrogène, d'alcaloïdes volatils et d'acide phénique. Ils se succèdent dans l'ordre suivant :

à + 80° Benzine . . . . = $C^{12}H^{6}$.
à + 111° Piccoline. . . . . = $C^{12}H^{7}Az$.
à + 113° Tuluole . . . . = $C^{14}H^{8}$.
à + 140° Cumole . . . . = $C^{12}H^{12}$.
à + 171° Cymole . . . . = $C^{20}H^{14}$.

à + 182° Amyline. . . . . = $C^{12}H^7Az$ } Isomère de la piccoline.
à + 187° Acide phénique . . . . . . = $C^{12}H^6O^2$.
à + 212° Naphtaline. . . . . = $C^{20}H^8$.
à + 239° Quinoléine. . . . . = $C^{18}H^7Az$.
à + 280° Plusieurs carbures d'hydrogène.
à + 300° Paranaphtaline. . . . . . . = $C^{30}H^{12}$.

La créosote $C^{28}H^{16}O^4$ est extraite des produits de la distillation du goudron. Elle existe dans la fumée qui lui doit la propriété de conserver les viandes.

2° *Recherches médicales.* — L'exposé chimique des produits que la combustion dégage du goudron était nécessaire pour l'étude de ceux de ces principes qui ont des propriétés nuisibles à la santé.

Nous avons déjà dit que les agglomérés de houille sont préparés avec le goudron minéral ou avec le brai gras. La préparation au moyen du goudron est la plus répandue.

Les gaz qui sont le produit de la distillation de la houille se trouvant concentrés dans le goudron minéral, se dégagent en grande partie dans la préparation au moyen du goudron, pendant la troisième opération, lorsque les agglomérés sont séchés dans l'étuve.

M. Devergie classe tous ces produits gazeux dans la catégorie des principes délétères. L'hydrogène bicarboné, le gaz ammoniac et l'acide sulfhydrique méritent de fixer spécialement l'attention.

Hydrogène bicarboné. — M. Alph. Devergie a recueilli, dans son *Traité de médecine légale*, deux exemples de mort qu'il démontre être due à l'action délétère de l'hydrogène bicarboné ; il rapporte le résultat des expériences de sir Humphry Davy sur les propriétés de ce gaz. « Sir Humphry Davy ayant respiré un mélange composé de deux parties d'air et de trois parties d'hydrogène bicarboné obtenu en faisant passer de l'eau en vapeur sur du charbon rouge, a ressenti un mal de tête assez intense et une faiblesse marquée dans les régions lombaires ; s'étant exposé à ce gaz pur, il a eu après une première inspiration de la faiblesse dans les membres thoraciques ; après la seconde est survenue de l'oppression, et il est devenu insensible aux objets extérieurs ; à la troisième, il lui sembla qu'il tombait et le tube par lequel il inspirait lui échappa des mains. La syncope survint; elle n'eut qu'une minute de durée ; mais il resta une faiblesse très marquée du pouls et des membres, ainsi que de la céphalalgie. »

Gaz ammoniac. — Le gaz ammoniac est un stimulant très énergique des membranes muqueuses. Respiré trop longtemps il enflamme ces membranes, amène une phlegmasie de la membrane muqueuse du nez et des bronches. Nysten a prouvé (dans le *Bulletin de la Faculté*, 1815, n° 5) que ce gaz peut même développer une pneumonie et par suite la mort.

Ce gaz est un de ceux qui peuvent produire l'asphyxie des fosses d'aisances ; il est, suivant Dupuytren, la cause des ophthalmies fréquentes des vidangeurs, ophthalmies que l'on appelle *mites*.

Acide sulfhydrique. — L'acide sulfhydrique est le corps qui existe en plus grande quantité dans le gaz des égouts. Amelot a donné, pour la composition des gaz des égouts : sur 100 parties, 13, 79 d'oxygène, 81, 21 d'azote, 2,01 d'acide carbonique, 2, 99 d'acide sulfhydrique. Ce gaz a une odeur et une saveur fétides analogues à celles des œufs pourris. Ce gaz est des plus délétères que l'on connaisse ; il asphyxie et fait périr rapidement les animaux exposés à le respirer. Il ne faut qu'un millième de ce gaz dans l'air pour faire périr les oiseaux que l'on y plonge, un huit-centième pour faire mourir un chien de taille ordinaire et un deux-centième pour asphyxier un cheval. D'après les expériences de Chaussier et de Nysten, il est inutile que ce gaz pénètre dans les voies respiratoires pour produire ses effets délétères ; il suffit qu'il soit en contact avec l'organe cutané.

Les symptômes que développe la respiration de l'acide sulfhydrique consistent le plus ordinaireement dans un état d'affaiblissement qui augmente graduellement jusqu'à la syncope, sentiment de faiblesse, d'anéantissement, malaise général, à chaque instant menace de syncope, puis perte de connaissance et chute.

Le compte rendu du conseil d'hygiène de Marseille, publié en 1853, page 210, porte la conclusion suivante dans un rapport sur les résidus de savonnerie :

« L'hydrogène sulfuré qui résulte des résidus de savonnerie, en se répandant dans l'atmosphère, peut avoir sur l'économie animale une action des plus délétères; il empoisonne et tue subitement les animaux, même quand il est mêlé avec beaucoup d'air. Son action toxique est la même sur tous les êtres organisés, quel que soit d'ailleurs le règne auquel ils appartiennent. »

La présence de l'hydrogène bicarboné, de l'ammoniaque et de l'acide sulhydrique, dans l'air des fabriques et dans l'air qui environne ces établissements est donc préjudiciable à la santé publique.

La houille contient en moyenne 5, 66 pour cent de goudron, mais la préparation des agglomérés de houille au moyen du goudron minéral demandant 10 à 12 p. 100 de goudron, amène dans le combustible la présence d'une quantité triple de goudron (de 15 à 17 p. 100).

La distillation du goudron donne des produits qui varient suivant la température à laquelle le goudron est exposé. L'acide phénique et la créosote, produits de cette distillation, ont des propriétés nuisibles à la santé.

Acide phénique. — L'acide phénique est incolore, cristallise en longues aiguilles, fond vers + 34° à + 35°, bout entre + 187° à + 188°, n'a aucune réaction, tache le papier comme un corps gras, est très soluble dans l'alcool et l'éther et peu soluble dans l'eau, bien que la moindre trace d'humidité le liquéfie, il attaque fortement la peau des lèvres et des gencives.

Créosote. — La créosote est un liquide huileux, incolore,

d'une odeur pénétrante, d'une saveur très âcre. Elle bout vers + 200°; elle est soluble dans l'alcool et l'éther, presque insoluble dans l'eau. En contact avec la peau, elle en détruit l'épiderme. Une partie de créosote se dissout dans 400 parties d'eau.

La créosote est rangée dans la catégorie des poisons irritants. Des mouches, de araignées et des petits poissons ont succombé en deux minutes par leur immersion dans 64 grammes d'eau tenant en dissolution 12 gouttes de créosote; les plantes périssent en peu de temps quand elles sont nourries d'eau créosotée. D'après Miguet, administrée à la dose de 8 grammes dans 16 grammes d'eau à un chien, elle a produit des symptômes effrayants: prostration immédiate, la tête du chien fortement abaissée et s'appuyant sur le sol; étourdissements, vertiges, regard fixe; tous les sens paraissent engourdis. La respiration gênée fut tout à coup interceptée par un amas de mucosités filantes, épaisses, qui obstruaient le larynx; alors toux suffocante, bave spumeuse; peu à peu la respiration est devenue de plus en plus difficile, il survint des frémissements dans les membres, des contractions et la mort arriva au bout de deux heures.

Une dame de Perpignan qui avait fait usage de la créosote (janvier 1859) sans prendre de précautions, pour calmer des douleurs de dents, éprouva une inflammation considérable des gencives et de la membrane muqueuse de l'isthme du gosier; des ulcérations se formèrent sur la muqueuse de la bouche, un engorgement des glandes sous-maxillaires compléta ce cortége de lésions.

Le créosote doit donc être considérée comme enflammant les tissus avec lesquels elle est en contact.

La présence de la créosote dans la fumée est, comme nous l'avons déjà dit, la cause qui rend si remarquable l'emploi de celle-ci comme moyen de conservation des viandes.

La créosote est un antiseptique. Elle éloigne les insectes et empêche leur propagation. Mais cette propriété de la créosote rend l'usage des viandes fumées désagréable à beaucoup de personnes. Sur quatre qui mangions ensemble en Crimée, nous étions deux ne pouvant pas supporter cé genre d'aliment.

La présence de l'acide phénique et de la créosote dans les vapeurs qui se dégagent pendant l'action de la chaleur sur le goudron, explique l'âcreté de ces vapeurs.

Ayant aspiré plusieurs fois les vapeurs qui se dégageaient du goudron dans mes expériences du 29 mars, j'éprouvai de la céphalalgie, des nausées, un picotement très vif dans les narines et sur la muqueuse du voile du palais. Une rougeur prononcée s'est manifestée sur cette muqueuse et a persisté quarante-huit heures.

On objectera peut-être à ces conclusions l'emploi répandu du goudron dans la marine; mais il faut bien remarquer que le goudron est chauffé en plein air sur le pont lorsqu'on doit le répandre sur une des parties du navire où sa présence est nécessaire.

Beaucoup de personnes ont un malaise très grand en mettant le pied sur un bâtiment amarré dans un port, et ce malaise est attribué par le plus grand nombre à l'odeur du goudron.

L'agglomération de la houille au moyen du goudron minéral présente donc deux genres de principes nuisibles à la santé publique.

1° Les gaz hydrogène bicarboné, ammoniac et acide sulfhydrique, corps qui se dégagent pendant la préparation des agglomérés.

2° L'acide phénique et la créosote, corps qui se dégagent lorsque le goudron est soumis à une température élevée dans l'emploi des agglomérés comme combustible.

§ III. — Inconvénients et accidents attribués à la préparation et à l'emploi des agglomérés de houille au moyen du goudron minéral.

La préparation des agglomérés de houille au moyen du goudron minéral constitue une industrie dont l'insalubrité intéresse les ouvriers employés dans la fabrique et les personnes qui habitent les environs.

La combustion de ce produit a eu des inconvénients et a déterminé des accidents qu'il faut signaler.

Comme industrie, la préparation des agglomérés de houille au moyen du goudron minéral est rangée par l'opinion publique, dans la catégorie des arts insalubres. Chacun tend à éloigner de soi une fabrique d'où il se dégage une odeur désagréable et des éléments nuisibles à la santé. La composition de ces éléments, leurs propriétés nuisibles ont été étudiées dans le paragraphe II. Cet examen est basé sur l'analyse chimique et sur les résultats de l'expérience au point de vue des qualités nuisibles des divers éléments qui se dégagent pendant la préparation de ces agglomérés. Il suffit, en effet, de se rappeler que la fabrication du gaz de l'éclairage est considérée comme art insalubre, pour comprendre que la préparation des agglomérés de houille au moyen du goudron minéral doit être rangée dans cette catégorie. Ce goudron, en effet, n'est autre chose qu'un corps imprégné de gaz dont le dégagement est nuisible à la santé publique; ces gaz se répandent dans l'atmosphère lorsque le goudron est soumis à l'action de la chaleur. Il est inutile de revenir sur les propriétés délétères des gaz hydrogène bicarboné, ammoniac, acide sulfhydrique : le paragraphe II a élucidé cette question.

Une des grandes fabriques d'agglomérés de houille préparés au moyen du goudron obtenu pendant la fabrication du gaz de l'éclairage est celle de M. de Haynin, à Charleroi (Belgique). Cet industriel, voulant étendre sa fabrique, acheta un terrain qui touchait son établissement. Il avait l'intention d'y bâtir une nouvelle fabrique d'agglomérés, mais il en a été empêché par les réclamations de toute la population des environs qui s'est soulevée en masse pour protester contre l'extension de cette fabrique, demandant même l'éloignement de celle qui existait.

Marseille possédait une fabrique d'agglomérés de houille préparés au moyen du goudron minéral. Cette fabrique était située dans la ville, au boulevard des Dames. Le propriétaire des mines de la Grand'Combe, qui agglomère ainsi le poussier de ses houillères, a transporté sa fabrique à 2 kilomètres de la ville sur la route de Toulon, sous le vent dominant de Marseille. Les habitants du boulevard des Dames proclament la satisfaction que leur cause l'éloignement de la fabrique d'agglomérés.

Une fabrique d'agglomérés de houille préparés avec le goudron minéral est établie à Quaréion, près de Jemmapes, dans les environs de Mons (Belgique). Les chauffeurs de la machine à vapeur qui fait marcher le compresseur, ont vu se déclarer sur plusieurs parties de leur corps et surtout aux mains et à la face, des ulcères rebelles qu'ils ont attribués aux émanations désagréables qui ont lieu dans les étuves et qui se répandent dans tout l'établissement ; l'un d'entre eux, ne pouvant pas parvenir à se guérir de ces ulcères, a quitté la fabrique, et une cicatrisation complète s'est manifestée peu de temps après ce départ.

Les inconvénients et les accidents attribués à l'usage des agglomérés de houille préparés au moyen du goudron minéral, méritent donc de fixer l'attention. Les propriétés malfaisantes de ce produit commencent à être connues, et les fabriques où on le prépare sont éloignées des centres de population. D'ailleurs, les produits de cette industrie, les agglomérés, sont employés dans beaucoup d'exploitations.

Les chemins de fer, les bateaux à vapeur, présentent des

exemples de plaintes portées et d'indemnités obtenues à cause des inconvénients et des accidents que l'emploi de ces produits a entraînés.

Un des chauffeurs du *King-William*, bateau à vapeur qui fait le service entre l'Angleterre et la France, a quitté un autre bateau à vapeur où l'on consommait des agglomérés de houille préparés au moyen du goudron minéral, et son départ a été motivé sur des ulcères rebelles et des boutons qu'il avait contractés en brûlant ces agglomérés ; accidents qui ont disparu depuis qu'il a pris du service sur le *King-William*, bateau qui n'emploie que de la houille.

En Belgique, on brûle ces agglomérés dans les locomotives de certains chemins de fer. Un sénateur, M. de Ribaucourt, a porté en mai 1858, au nom de toutes les populations riveraines de ces chemins de fer et au nom des voyageurs, des plaintes contre l'emploi de ce combustible. Ces locomotives répandent des vapeurs âcres et une fumée épouvantable. Les voyageurs sont suffoqués surtout lorsqu'on passe dans les tunnels. La végétation souffre dans tout le parcours de ces chemins de fer.

En Angleterre, plusieurs compagnies de chemins de fer ont été obligées de renoncer à se servir de ce combustible, dont l'emploi les avait exposées à payer de fortes sommes à titre de dommages-intérêts.

Les bateaux à vapeur ont plusieurs magasins pour leur combustible, un magasin de réserve et une soute au charbon placée tout près de la machine ; cette soute reçoit une haute température des fourneaux de la machine. Aucun inconvénient n'a été signalé sur les bateaux qui brûlent de la houille, mais des plaintes nombreuses se sont élevées contre les compagnies qui emploient comme combustible les agglomérés de houille préparés au moyen du goudron minéral.

Ces agglomérés, placés sur des plaques de fer chauffées par le voisinage de la machine, dégagent des vapeurs qui arrivent dans les cabines occupées par les passagers. Ces vapeurs, d'une odeur détestable, amènent des malaises, des céphalalgies, des envies de vomir par un temps calme chez des voyageurs qui avaient fait beaucoup de traversées sans avoir le mal de mer.

La compagnie napolitaine a dû renoncer à l'emploi des agglomérés de houille préparés au moyen du goudron minéral. Cette détermination lui a été imposée par les plaintes réitérées des passagers.

§ IV. — Résumé.

La préparation des agglomérés de houille au moyen du goudron minéral, l'emploi de ces agglomérés comme combustible : telles sont les deux questions envisagées dans ce mémoire, au point de vue de l'hygiène publique.

Le goudron obtenu pendant la fabrication du gaz de l'éclairage au moyen de la houille, retient une grande quantité des gaz produits pendant la distillation de la houille. Tous ces gaz et surtout les gaz hydrogène bicarboné, ammoniac et acide sulfhydrique ont des propriétés nuisibles à la santé. Le goudron minéral soumis à l'action de la chaleur dans la préparation des agglomérés, laisse dégager tous ces gaz dont la présence dans l'air de la fabrique et des environs de la fabrique est contraire à la santé des personnes qui les respirent.

Le goudron laisse aussi dégager, sous l'influence de la chaleur, beaucoup de produits de différente nature dont le point d'ébullition est de plus en plus élevé. Parmi ces produits, l'acide phénique et la créosote sont nuisibles à la santé, leur présence dans l'air est la source de malaises et d'accidents sérieux.

Tout le combustible n'est pas brûlé en même temps dans les fourneaux qui alimentent les machines à vapeur. La combustion se fait de bas en haut, et pendant que les matières combustibles placées à la partie inférieure sont brûlées, les matières combustibles placées à la partie supérieure sont soumises à une température qui va en diminuant de bas en haut. Combustion dans la partie inférieure, séparation des substances volatilisables par la chaleur à diverses températures dans la partie supérieure, telles sont les actions auxquelles le combustible est soumis dans les fourneaux.

L'acide phénique et la créosote se dégagent dans les parties supérieures d'un fourneau contenant des agglomérés de houille, préparés au moyen du goudron qui s'y trouve dans la proportion de 15 à 17 pour 100. L'acide phénique et la créosote se dégagent encore lorsque, sur les bateaux à vapeur, les agglomérés se trouvent (dans la soute au charbon) près de la machine dont la température est élevée.

Conclusions.

Nous croyons de notre devoir de déclarer la conviction où nous sommes :

1° Que les plaintes des habitants au milieu desquels se trouvent les fabriques d'agglomérés de houille préparés au moyen du goudron minéral, ainsi que celles des passagers à bord des bateaux à vapeur où l'on emploie ces agglomérés comme combustible, méritent de fixer l'attention.

2° Que l'agglomération de houille par le goudron résultant de la fabrication du gaz de l'éclairage, est nuisible à la santé et doit, par conséquent, être rangée dans la catégorie des arts insalubres.

3° Que l'emploi des agglomérés au goudron, sans être aussi dangereux que leur fabrication, est également nuisible à la santé, ce qui, tout naturellement, fait rentrer ces agglomérés dans la catégorie des produits insalubres.

DEUXIÈME PARTIE.

Dans la première partie de ce travail, nous avons développé les inconvénients de la préparation et de l'usage de ces agglomérés ; pour la compléter, nous allons nous occuper des procédés aptes à remplacer le goudron minéral dans cette agglomération.

Divers procédés proposés dans l'année 1858 ont été mis sous la protection de brevets d'invention, appartenant à M. le marquis de Bassano.

L'examen de ces procédés fait l'objet de cette seconde partie qui comprend :

1° L'exposé des procédés proposés pour remplacer dans l'agglomération des houilles le goudron obtenu pendant la fabrication du gaz de l'éclairage.

2° L'examen des produits dégagés pendant la préparation et la combustion de ces agglomérés.

§ I. — Exposé des procédés employés pour remplacer le goudron minéral dans l'agglomération de la houille.

Le marquis de Bassano a pris dans le courant de l'année 1858 (15 février et 19 avril) deux brevets d'invention pour remplacer dans l'agglomération des houilles le goudron obtenu pendant la fabrication du gaz de l'éclairage.

Après avoir exposé les principes qui servent de base aux procédés proposés, nous décrirons le procédé qui a offert le plus d'avantages au point de vue pratique.

Le travail présenté à M. le ministre de l'agriculture, du commerce et des travaux publics, propose deux modes d'agglomération appelés par l'inventeur *agglomérés gras*, lorsque les corps gras sont employés parmi les substances agglomérantes, et *agglomérés secs*, lorsqu'on n'emploie pas de matières grasses.

Les dénominations d'agglomérés gras et d'agglomérés secs ont été consacrées dans le mémoire descriptif annexé au brevet d'invention ; aussi, les conservons-nous, bien que nous ne les approuvions pas complétement.

L'inventeur s'occupe de la question au point de vue de l'industrie seulement. Il fait remarquer que la chimie a fait de trop grands progrès pour qu'on ne donnât pas au goudron et au brai de gaz d'autres destinations que l'agglomération des houilles. L'hygiène doit se féliciter de ce que l'industrie ait cherché elle-même à remplacer dans l'agglomération des houilles le goudron et le brai de gaz dont la présence est nuisible à la santé publique, dans la préparation et dans l'usage des agglomérés.

Agglomérés gras. — La résine, et l'inventeur entend par *résine* tous les produits solides bruts, recueillis dans l'exploitation des pins ; la résine, disons-nous, forme la base de ces agglomérés. Mais la résine n'offre qu'un corps sec, incapable par lui-même, quelle que soit la pression (à moins d'en employer des quantités considérables), de former des agglomérés solides ; et si on l'emploie en grande quantité, la fumée devient insupportable.

Le procédé de l'inventeur consiste à ramener la résine à des propriétés agglomérantes collantes, en y ajoutant un corps gras quelconque, en très petites proportions, pour que la résine à froid commence à être attaquable par la pression de l'ongle.

La proportion des substances à employer est beaucoup moindre que lorsqu'on emploie le goudron comme corps agglomérant. Au lieu d'employer 80 kilogrammes de goudron ou de brai gras par tonne (1000 kilogrammes) de charbons agglomérés, on emploie 15 à 20 kilogrammes de résine ramenée à l'état agglomérant par un corps gras quelconque, huile minérale, végétale, animale ; graisse de quelque espèce que ce soit ; goudron végétal ou animal, dans une proportion qui varie suivant la proportion graisseuse de chacun de ces produits. Par exemple, pour donner à la résine la propriété agglomérante ployant sous l'ongle, il suffit de 2 à 3 kilogrammes d'huile ou de graisse animale ou végétale, d'une addition de 10 kilogrammes de goudron végétal ou minéral ; c'est-à-dire qu'on agglomère avec 2 1/4 pour 100 pour les premières et 2 1/2 à 3 pour 100 pour les secondes, en poids, de matières employées par tonne de houille, tandis que par le goudron ou le brai de gaz, les agglomérés ne peuvent être produits que par l'emploi de 8 à 12 pour 100.

Agglomérés secs. — Deux procédés fort simples se sont présentés à l'inventeur.

Le premier consiste à saponifier de la résine au moyen de la soude avec une addition d'eau suffisante. Ajouté au charbon, ce mélange donne un excellent produit. Ce mélange peut se faire dans une cuve à mortier, le degré d'humidité doit être de 7 à 8 pour 100 de charbon menu employé.

Le second procédé d'agglomérés secs consiste dans l'emploi de corps amylacés réduits à l'état de colle de pâte. L'emploi de farines avariées, spécialement de seigle, est parfaitement propre à cet usage. On obtient d'excellents produits avec 12 à 18 kilogrammes de farine à l'état de colle de pâte par tonne de houilles menues, et la même quantité de 7 à 8 pour 100 d'eau contenue dans le mélange.

Principes de la préparation. — Tous ces conglomérés doivent subir une compression dans le moulage. La pression doit être proportionnée à l'épaisseur des pièces fabriquées. Elle doit être la même que celle en usage pour les agglomérés par le goudron ou le brai gras, qui est d'environ, pour une épaisseur de 15 à 16 centimètres, de 7 à 8 kilogrammes par centimètre carré.

Les agglomérés gras se fabriquent dans les mêmes appareils que ceux aujourd'hui en usage, soit l'appareil Marsais, soit l'appareil de moulage continu ; seulement, la plus grande fusibilité de la résine réunie à un corps gras demande une moins grande élévation de température : 120 à 150 degrés centigrades pour le chauffage du charbon et du mélange sont suffisants.

Les agglomérés secs sont faits à froid, aussi peuvent-ils être moulés dans tous les appareils propres à subir une pression, et placés dans un séchoir tel que pour la fabrication des briques ou dans une étuve.

Les agglomérés gras se conservent à la pluie et dans l'eau même sans altération, produisent plus de chaleur ; ils sont destinés à être le combustible de l'industrie.

Les agglomérés secs sont susceptibles de se détériorer à la pluie ; mais ils ont une grande fixité sous le foyer domestique : ils s'enflamment facilement ; c'est le combustible des villes.

L'industrie se préoccupe à juste titre du prix des produits qu'elle emploie. Le calcul a démontré que les matières agglomérantes par tonne de houille, ou 1000 kilogrammes, reviendront de 4 fr. 50 à 5 fr. pour les agglomérés gras, de 3 à 4 fr. pour les agglomérés secs ; tandis que le goudron revient de 6 à 7 fr. par tonne de houille.

Dans le travail présenté le 19 avril 1858, le marquis de Bassano s'est appliqué à rendre imperméables à l'humidité les agglomérés préparés au moyen des substances amidonneuses, et il y a réussi en ajoutant 4 à 5 millièmes (du poids du charbon employé) de sulfate d'alumine et de potasse, ou alun du commerce, à la colle de pâte. Ce sont les agglomérés n° 1.

L'inventeur a cru remarquer que le procédé d'agglomération par les corps gras ne réussit qu'à la condition d'avoir des houilles grasses. Dans les charbons maigres, en effet, la proportionnalité des corps gras à employer ne rend plus cette fabrication économique.

Il a suppléé aux corps gras comme base de cohésion les

corps amylacés unis, soit au savon de résine, qui entre dans la fabrication des agglomérés n° 2, soit avec la résine en poudre qui constitue les agglomérés n° 3.

Préparation. — N° 2. On joint au savon de résine proposé pour les agglomérés secs, de la colle de pâte faite avec les farines les moins chères, telles que celles de seigle, par exemple, dans la proportion de 1 à 1,5 pour 100 du poids du charbon.

N° 3. On emploie la même proportion de colle de pâte mélangée au charbon et à la résine en poudre.

Ces deux natures d'agglomérés sont soumises pendant le moulage à une température suffisante pour ramollir la résine disséminée, et il en résulte une imperméabilité complète.

Procédé qui a offert le plus d'avantages au point de vue pratique. — Les remarques faites dans le second travail de l'inventeur semblaient devoir exclure les corps gras de la fabrication des agglomérés ; cependant, l'industrie a trouvé beaucoup d'avantages à cette préparation, aussi est-il utile de décrire succinctement le procédé employé.

Le mélange se compose de 2 à 3 pour 100 de brai sec de résine, et de 2 pour 1000 de corps gras (huile de lin), proportionnellement à la houille employée. On le place dans une grande cuve appelée *mélangeur*. Un arbre traversant cette cuve opère le mélange de toutes les substances mises en présence en leur communiquant un mouvement de rotation. La cuve est chauffée par de la vapeur ou directement par un foyer placé au-dessous.

L'aggloméré coule dans de grands moules placés à la partie inférieure. Ces moules sont successivement présentés à la porte de la cuve, enlevés par un petit chemin de fer et emportés sous une presse hydraulique qui agit de bas en haut et comprime la masse agglomérée contre une enclume rivée au niveau de la partie supérieure du moule.

Après cette pression, l'opération agglomérante est terminée, et l'on n'a pas besoin de soumettre l'aggloméré à l'action du séchoir, parce que l'aggloméré a été mélangé à chaud et qu'il n'y a pas d'huiles essentielles.

Ces agglomérés ont la forme de gros blocs dans lesquels on coupe des fragments comme dans une mine de houille.

Dans une modification de ce procédé, le mélange, opéré de la même manière, est reçu dans un appareil percé de trous auxquels s'adaptent des tubes de fer très solides. L'aggloméré reçoit dans la pression la forme de boudins qui s'échappent de ces tubes.

Ces boudins n'ont pas besoin d'être placés dans l'étuve.

Le moulage et le mélange s'exécutent dans les appareils qui servaient à agglomérer par le goudron.

§ II. — Examen des produits dégagés pendant la préparation et la combustion des agglomérés.

Les substances agglomérantes employées dans les divers procédés d'agglomérés qui font le sujet de cette étude, sont :

Le brai sec de résine. — Les corps gras. — Les farines avariées. — Le carbonate de soude. — L'alun.

Ces substances peuvent-elles acquérir des propriétés nuisibles pendant la préparation ou la combustion des agglomérés?

Préparation. — Les agglomérés préparés à froid ne peuvent pas dégager de principes nuisibles pendant la préparation, car ces agglomérés ne renferment que des corps qui, mis en présence à froid, n'ont aucune action chimique les uns sur les autres, et ne peuvent, par conséquent, pas dégager de principes délétères.

Les agglomérés préparés à chaud présentent deux catégories, selon qu'il y entre ou qu'il n'y entre pas de corps gras.

L'examen des proportions de substances agglomérantes employées a démontré que ces substances y entrent en quantité très petite, d'une manière absolue, par rapport à la houille, et d'une manière relative, comparativement aux 8 à 12 pour 100 de goudron employé dans les agglomérés au goudron.

Dans les agglomérés préparés au moyen des corps gras et du brai de résine, il suffit de 2 pour 1000 de corps gras, de 2 à 3 pour 100 de brai sec de résine, proportionnellement à la houille employée.

Dans les agglomérés préparés au moyen des substances amylacées et de la résine en poudre, on emploie 1 à 1,5 pour 100 de colle de pâte et de 1,5 à 2 pour 100 de résine en poudre, proportionnellement à la houille.

Le goudron obtenu pendant la fabrication du gaz de l'éclairage employé dans cette agglomération, apportait avec lui tous les gaz avec lesquels il se dégage, des substances qui produisent l'hydrogène bicarboné; aussi tous ces gaz, qui n'étaient qu'interposés dans la masse, se séparaient-ils sous l'influence de la chaleur nécessaire pour la combustion des agglomérés.

Cet inconvénient n'est pas à craindre avec la résine et les corps gras dans les faibles proportions où on les emploie. Ces substances ne contiennent pas de produits interposés; le brai de résine ne contient plus d'huile essentielle de térébenthine.

La décomposition de la résine et des corps gras donne bien des produits nuisibles à la santé; mais cette décomposition n'a pas lieu dans l'agglomération. Si cela se présentait, l'opération serait impossible, parce que les substances agglomérantes seraient détruites.

Les mêmes observations s'appliquent aux corps amylacés.

Combustion. — Il est utile de rechercher si l'usage des agglomérés, c'est-à-dire leur combustion, dégage des principes nuisibles à la santé. Le meilleur moyen consiste à étudier l'action de la chaleur sur chacun des corps employés pour l'agglomération.

L'alun, le carbonate de soude, qui entrent dans la composition des agglomérés secs, ne dégagent sous l'influence d'une température élevée aucun principe délétère.

Les résines produisent, pendant la combustion, une fumée noirâtre qui laisse déposer une grande quantité de noir de fumée. Cette fumée serait un grand inconvénient, si la résine entrait en grande quantité dans la constitution des agglomérés ; mais elle y entre en si petite proportion (3 pour 100) que la fumée est réduite à la proportion de celle donnée par la houille elle-même.

Les corps gras en général, et les huiles en particulier, ont servi à l'éclairage avant l'emploi des gaz éclairants, et ils n'offraient pas beaucoup d'inconvénients pour la santé publique : ils restent, du reste, en proportion si faible dans la constitution des agglomérés, que leur présence ne pourrait pas être nuisible, alors même que l'on emploierait l'huile de houille que nous voyons remplacée avec de grands avantages par l'huile de lin.

Les mêmes observations s'appliquent aux substances amylacées au point de vue de la combustion et de la faible quantité employée.

Placés dans les soutes à charbon, ces agglomérés ne dégageront pas, sous l'influence de la chaleur de la machine, des principes nuisibles aux voyageurs des bateaux à vapeur. Leur combustion ne présentera pas d'inconvénients pour les riverains des chemins de fer.

Conclusions.

Les procédés proposés pour remplacer dans l'agglomération de la houille, le goudron obtenu pendant la fabrication du gaz de l'éclairage, ne présentent pas tous les mêmes avantages au point de vue de l'industrie.

Le procédé qui agglomère au moyen d'un mélange de brai sec de résine et de corps gras paraît devoir être le plus employé (le goudron et l'huile de houille doivent être éloignés de cette préparation où on pourrait les substituer aux matières grasses).

Le procédé par le brai de résine uni aux matières grasses n'est pas nuisible.

De ces considérations découlent les deux propositions suivantes :

1° La préparation n'offre pas d'inconvénients pour la santé publique dans les procédés proposés pour l'agglomération des houilles menues, à l'exclusion de l'emploi du goudron minéral.

2° La combustion de ces agglomérés n'offre pas plus d'inconvénients que la combustion de la houille elle-même.

www.ingramcontent.com/pod-product-compliance
Ingram Content Group UK Ltd.
Pitfield, Milton Keynes, MK11 3LW, UK
UKHW020402250726
13967UKWH00005B/2432